Digiera esto ahora

...¡Para niños!

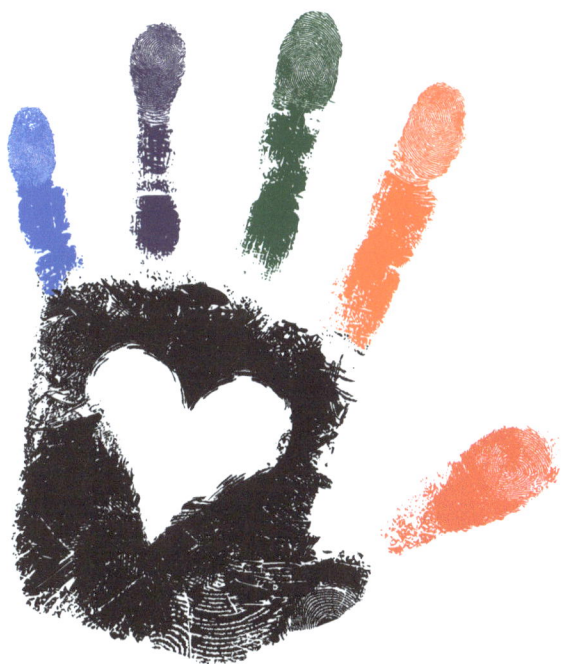

Kai Nunziato-Cruz

Hijo de Liz Cruz, M. D.
Autora del libro de mayores ventas *"Answering the Call"* y de Tina
Nunziato, Consultora Certificada de Nutrición Holística

Digiera Esto Ahora ... ¡Para Niños!
Por Kai Nunziato-Cruz, Liz Cruz, M.D. y Tina Nunziato, C.H.N.C.

Publicado por www.drlizcruz.com
4110 N. 108th Avenue, Ste. 105
Phoenix, AZ 85037

Diseño de portada por Justin Gonzalez.

Este libro está dedicado a todos los niños del mundo que quieren estar sanos, ¡porque sin ustedes no habría razón para ello!

Estamos entusiasmados de finalmente entregar esta increíble información en sus pequeñas manos.

Estamos muy agradecidos de poder enseñarles a tan temprana edad.

¡Ahora salgamos y cambiemos el mundo!

Agradecimientos

Nos gustaría agradecer a nuestro hijo Kai Noah Anthony Nunziato-Cruz por tomarse el tiempo de su apretada agenda para pasar un largo y duro fin de semana con sus mamás escribiendo este libro. ¡Estamos muy orgullosas de ti hijo!

Gracias a todos los pequeños que nos ayudaron a editar este libro y hacerlo lo que es hoy. ¡Su opinión fue increíble!

Finalmente, nos gustaría agradecer a Dios por seguir guiándonos y recordarnos cuán importante es confiar en Él para todo.

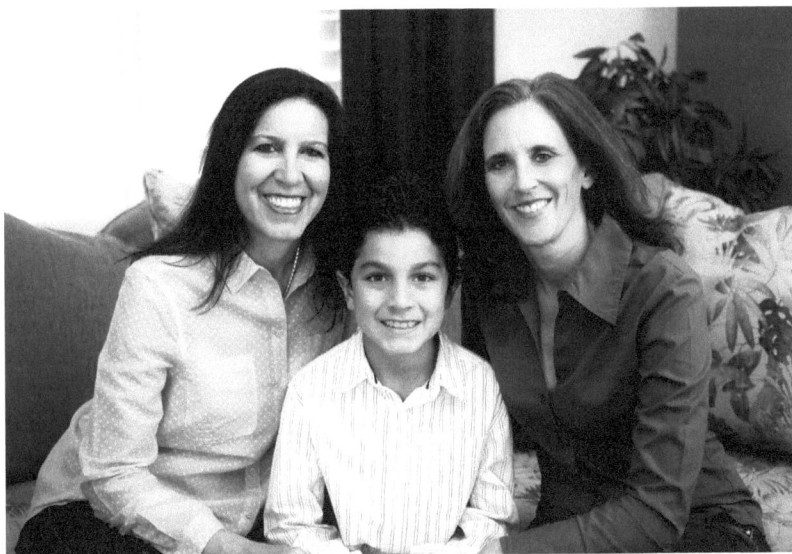

Kai con sus mamás cuando comenzó su cambio en el 2013.

Hola, mi nombre es Kai, soy un niño como tú.

Mis cosas favoritas son los deportes, tocar la batería y el piano, estar en el escenario, andar en patineta e ir al cine.

Tengo hermanas gemelas que son más jóvenes que yo y un hermano mayor.

Me crían dos Mamás que están locas por comer y beber saludablemente y le están enseñando a la gente sobre eso.

Están ayudando a muchos adultos y sienten que es mi turno de ayudar a muchos niños.

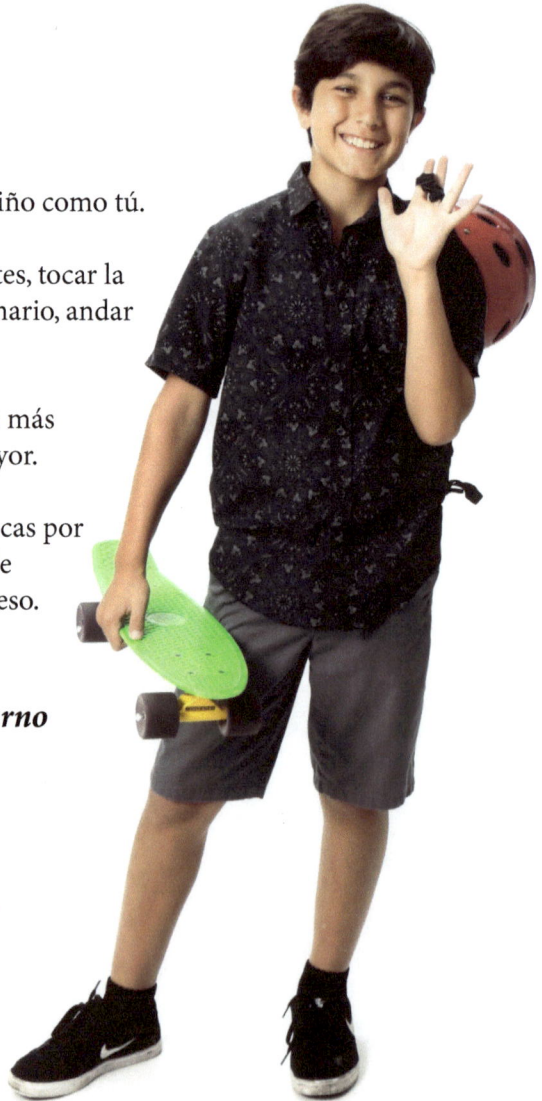

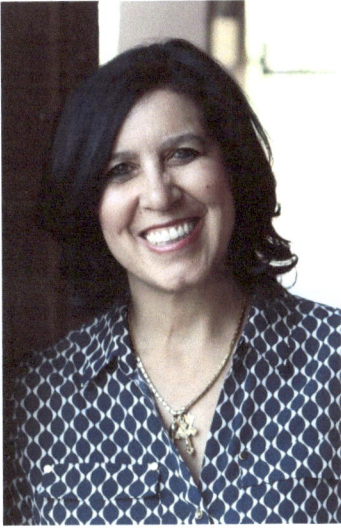

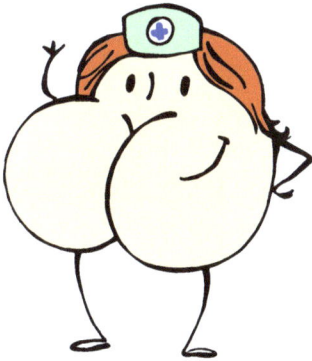

Esta es mi madre, la Dra. Liz Cruz. Ella es una gastroenteróloga, que es una gran palabra que describe a un médico del sistema digestivo, ¡pero me gusta llamarla Butt Doctor!

Esta es mi madre, Tina Nunziato. Ella es una Nutricionista Holística Certificada, que es una manera larga de decir que te enseña a comer bien y a mantener tu cuerpo limpio.

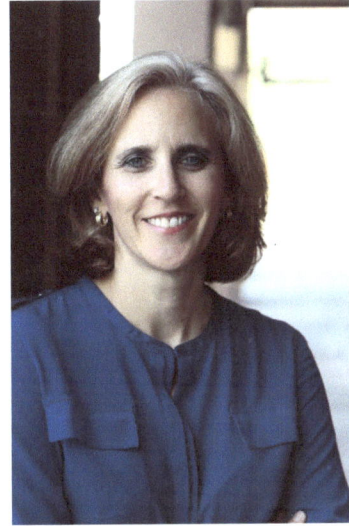

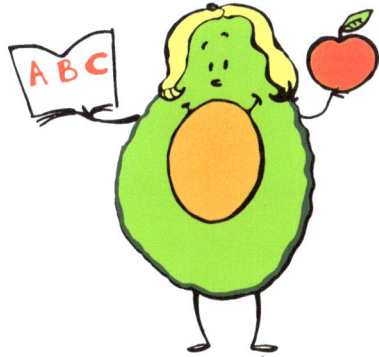

Durante años, mis Mamás han estado enseñando a la gente cómo recuperar bien su cuerpo. Tienen un consultorio médico, un programa de radio en línea, muchos libros y muchas maneras para que las personas aprendan. ¡Su amor por ayudar a la gente me ha contagiado y ahora voy a ayudarte!

Esto es lo que sé sobre los niños en estos días, muchos de ellos...

→ Están enfermos con muy malos problemas de salud

→ Tienen problemas para digerir su comida

→ Están tomando muchos medicamentos

→ Tienen sobrepeso

→ No duermen lo suficiente

→ Están estresados

→ No están haciendo ejercicio

→ Comen mucha comida realmente mala y ni siquiera lo saben

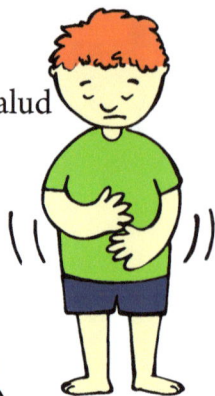

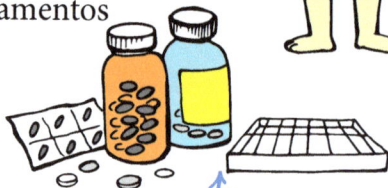

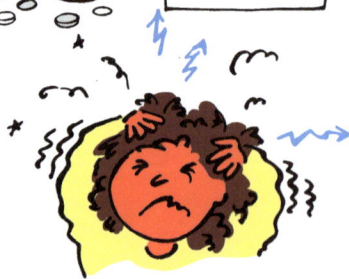

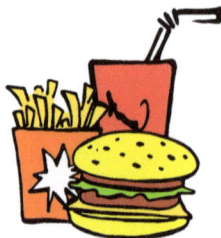

Si alguna de estas cosas te describe,
¡este libro es para ti!

Si quieres mejorar, no es difícil.

Hay algunas cosas simples que necesitas
aprender y hacer para que tu cuerpo sea
más saludable y más fuerte.

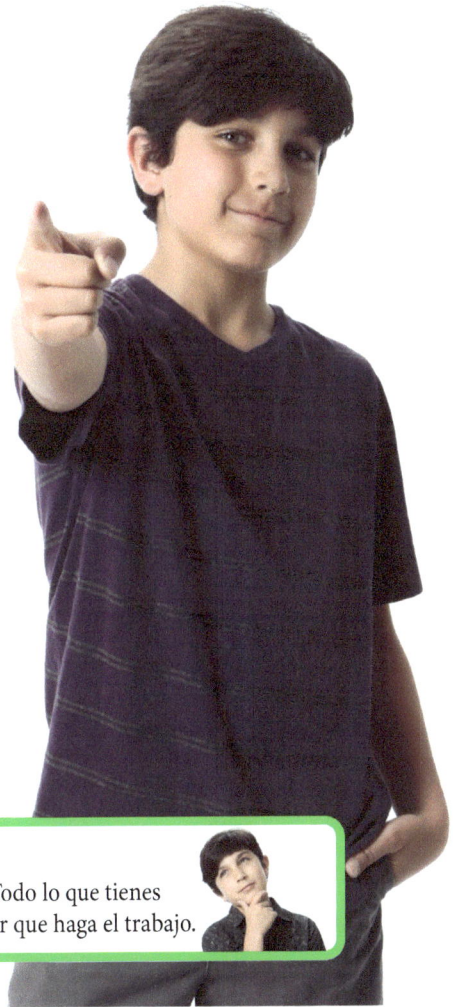

Sabías que...
¿Tu cuerpo puede curarse a sí mismo? Todo lo que tienes
que hacer es darle lo que necesita y dejar que haga el trabajo.

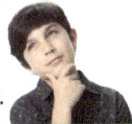

Para mantener tu cuerpo saludable, debes aprender cómo funciona.

Comencemos con las células de tu cuerpo.

Tu cuerpo está hecho de órganos, que están hechos de tejido, que están hechos de células.

Tienes billones de células en tu cuerpo y cada una tiene un trabajo especial.

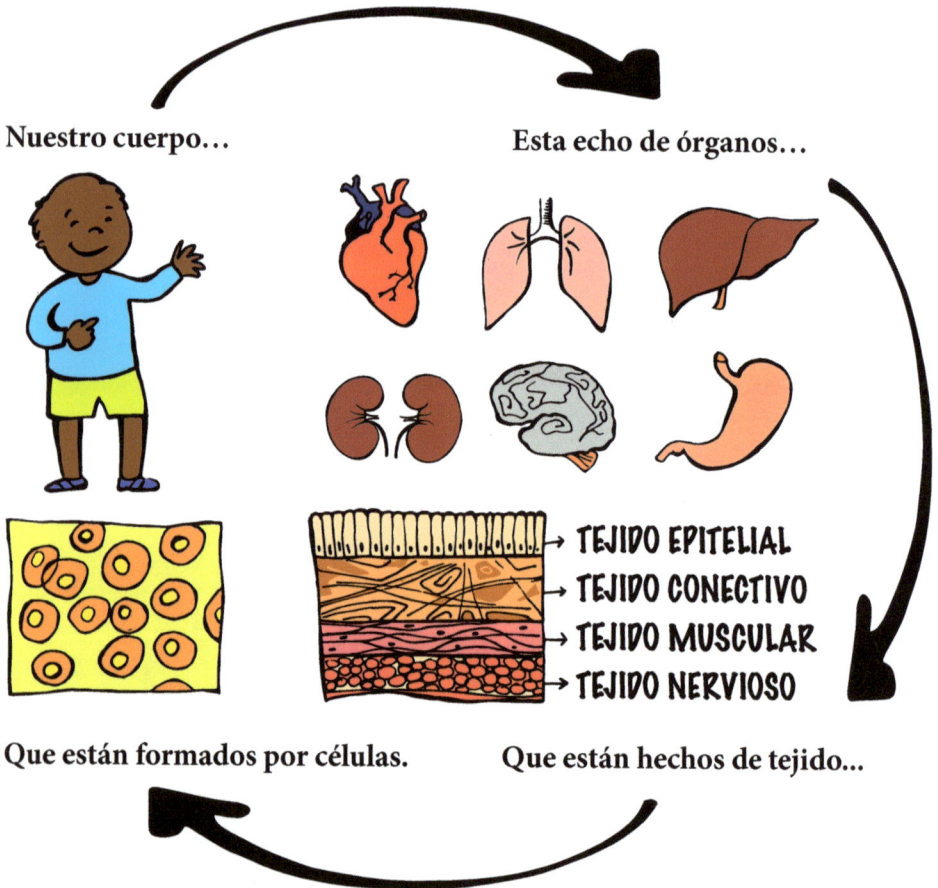

Nuestro cuerpo…

Esta echo de órganos…

→ **TEJIDO EPITELIAL**
→ **TEJIDO CONECTIVO**
→ **TEJIDO MUSCULAR**
→ **TEJIDO NERVIOSO**

Que están formados por células.

Que están hechos de tejido...

Sabías que...
¿Qué tienes más de 37,2 billone de células en tu cuerpo?

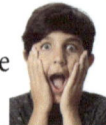

Se crean nuevas células todos los días.

Si quieres tener un cuerpo sano, debes tener células sanas.

Las células de tu cuerpo necesitan tres cosas para estar sano.

✓ **Buena Comida** ✓ **Agua** ✓ **Oxígeno**

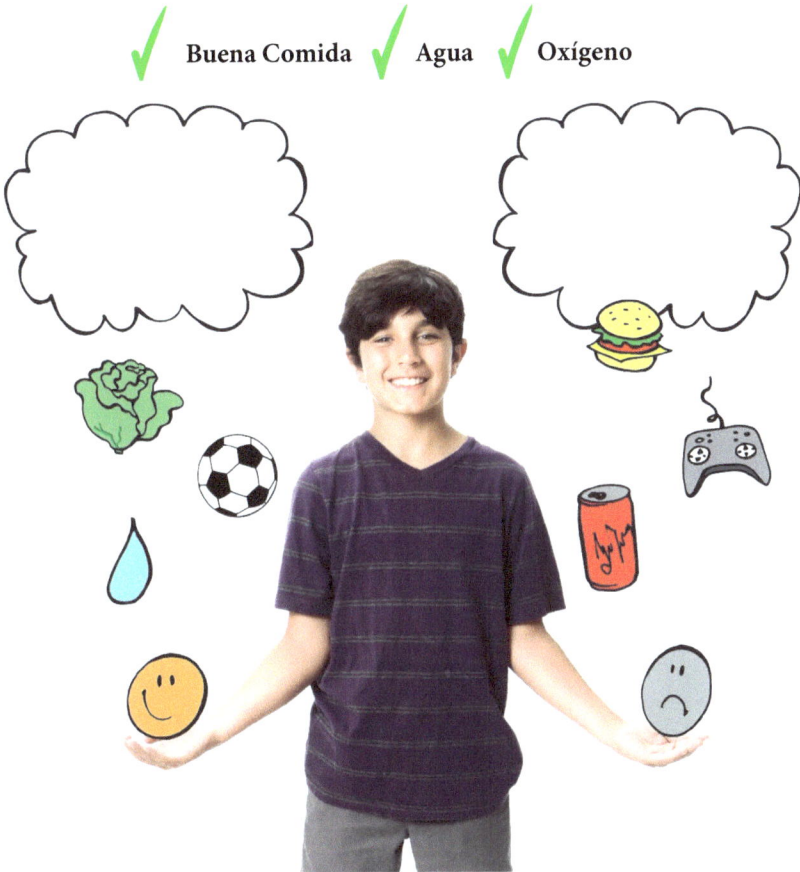

Tu cuerpo es tan asombroso que tus células pueden recuperarse rápidamente simplemente con cambiando lo que les estás alimentando.

Hay ciertos órganos en tu cuerpo que trabajan muy duro para alimentarlo y mantenerlo sano.

Estos incluyen tu sistema digestivo y tus órganos que eliminan los desechos de tu cuerpo.

Deja que te enseñe..

Órganos del sistema digestivo

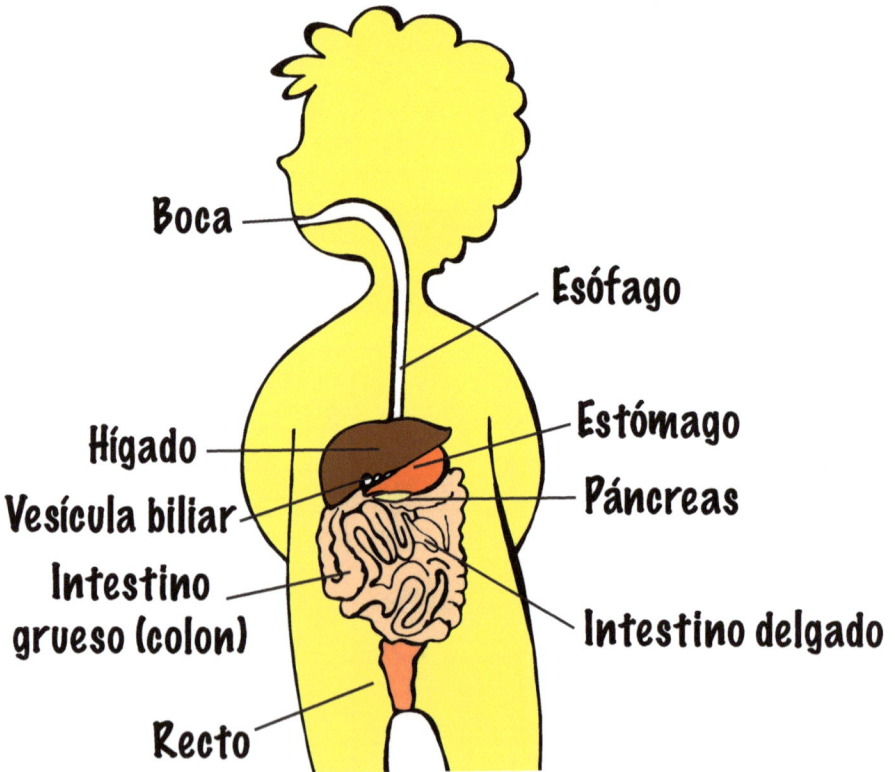

Boca
Esófago
Hígado
Estómago
Vesícula biliar
Páncreas
Intestino grueso (colon)
Intestino delgado
Recto

Este conjunto de órganos es responsable de descomponer y digerir los alimentos que comes y absorber los nutrientes de ese alimento.

También es responsable de deshacerse de las cosas que el cuerpo no necesita o no quiere ... (esa es tu popó, que sale por el recto).

Hay otros órganos que eliminan cosas no deseadas de su cuerpo.

Estos se llaman tus órganos de eliminación porque nos ayudan a eliminar (o eliminan) las cosas que nuestro cuerpo no quiere o no necesita.

Órganos de Eliminación

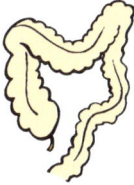

Intestino grueso:
popó/heces

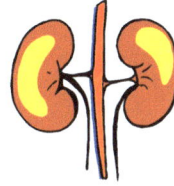

Riñones:
Orina

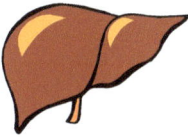

Hígado:
Limpia las toxinas de la sangre

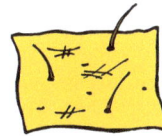

Piel:
Se deshace de las toxinas a través del sudor

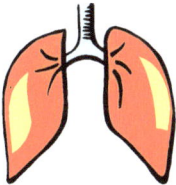

Pulmones:
Expulsa toxinas por mediode la respiración

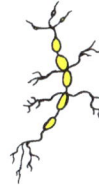

Sistema linfático:
Mantiene el cuerpo limpio de bacterias, virus y células viejas

Si tu cuerpo no elimina los desechos adecuadamente, se acumulan y te enferman.

?

Sabías que...
¿Que cada vez que comes, deberías hacer popó? Eso significa que si comes 3 veces al día deberías hacer popó 3 veces al día. Algunas personas ni siquiera hacen popó una vez al día.

Esto nos lleva a por qué estamos tan enfermos.

Hay muchas razones por las que esto está sucediendo, así que déjame decirte...

Principalmente comemos alimentos que están llenos de productos químicos y azúcar.

Estamos bebiendo todo menos agua.

No nos estamos deshaciendo de los desechos también conocidos como toxinas.

Estamos estresados todo el tiempo.

No estamos descansando bien.

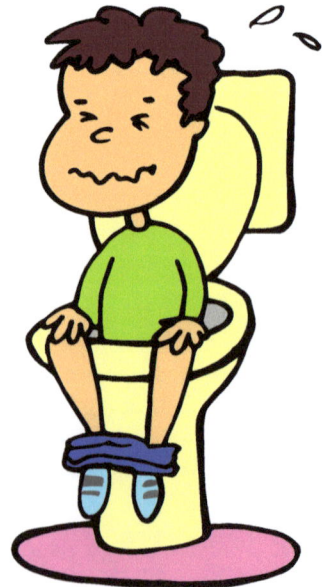

No estamos moviendo nuestros cuerpos lo suficiente.

Y lo que hace que todo esto sea aún peor es que a los médicos se les enseña a darnos medicamentos para cada enfermedad.

Y aunque la medicina es útil a veces, no es la respuesta todo el tiempo.

Los medicamentos tienen efectos secundarios, lo que puede hacer que necesites más medicamentos.

Mis Madres han descubierto que mientras más medicina toma alguien, más enfermo se pone el cuerpo.

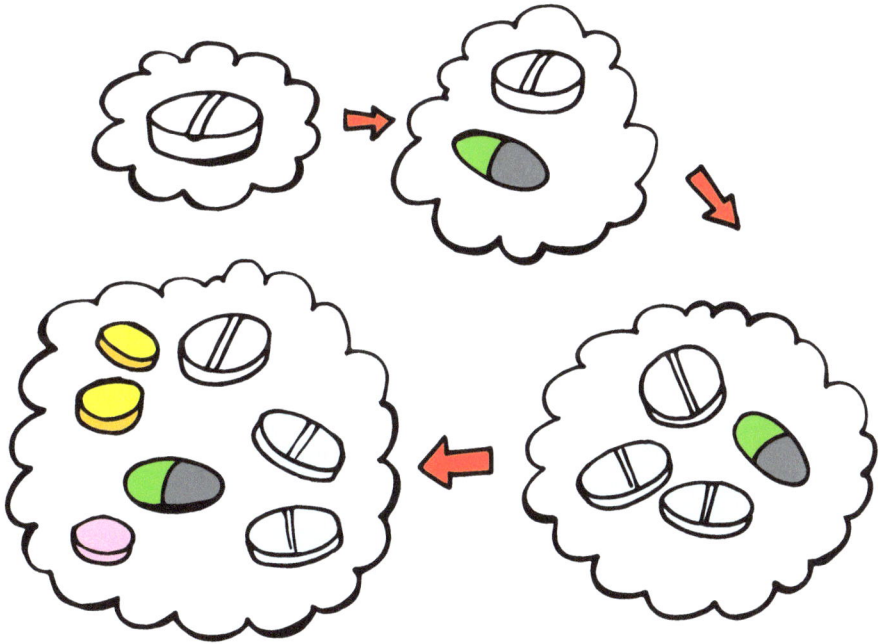

Desafortunadamente, ¡nuestro sistema médico no está configurado para que nos haga vaya bien!

Es por eso por lo que tenemos que tomar nuestra salud en nuestras propias manos.

Una de las formas más fáciles de estar sano es comer y beber mejor.

Pero primero hablemos de la comida que nos enferma.

La mayoría de las veces, estamos comiendo alimentos y bebiendo bebidas que están llenas de productos químicos y azúcar.

Como, por ejemplo:

- Comida rápida
- Alimentos que provienen de una bolsa, caja o lata que pueden sentarse en el estante para siempre
- Alimentos que pueden calentarse en microondas
- Dulces, pasteles, galletas, donas, helados
- Carne animal (pollos, vacas y cerdos) o alimentos que provienen de animales (leche, queso y huevos) que han sido llenados con hormonas y antibióticos
- Refrescos, bebidas energéticas, bebidas deportivas, cafés elegantes y jugos

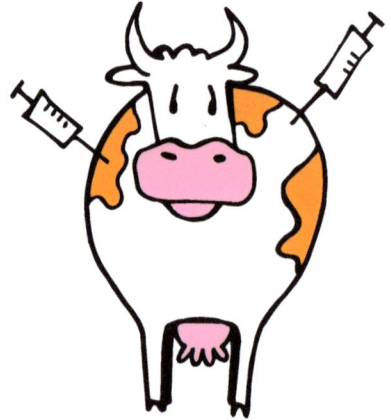

Estos artículos están cargados de químicos y azúcar y tienen muy pocos nutrientes saludables.

Los productos químicos y el azúcar son como veneno para tu cuerpo.

? Sabías que...
¿La mayoría de los yogurts tienen azúcar y productos químicos e ellos? Y aquí pensaste que eran saludables.

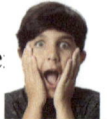

Entonces, ¿por qué comemos así?

En los últimos 30 a 40 años, las personas de nuesto pais han pedido comida rápida y barata, y eso es exactamente lo que obtuvimos.

Nunca pensamos en cómo esta comida rápida y barata afectaría nuestra salud.

Aún hoy, la mayoría de la gente no entiende cómo los alimentos y las bebidas afectan a su cuerpo.

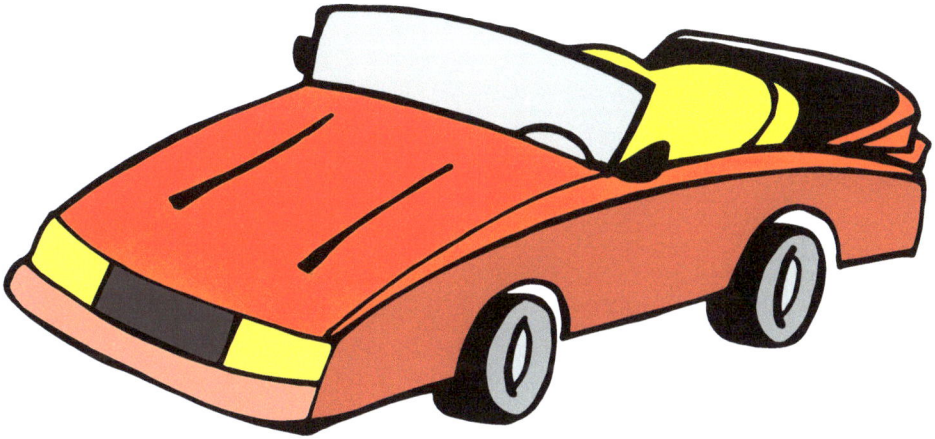

Piensa en tu cuerpo como un auto.

Para que un automóvil funcione bien, debes darle gasolina, cambios de aceite, reparaciones y mantenimiento regulares.

Si no lo haces, tu auto se descompondrá.

Esto es lo mismo que le sucede a tu cuerpo.

Tienes que darle gasolina (buena comida, agua y oxígeno), cambios de aceite (ir al baño y sudar) y reparaciones y mantenimiento regulares (movimiento y buen descanzo).

Hablando de dormir bien, ¿por qué el sueño es tan importante para tu cuerpo?

Es durante el sueño que tu cuerpo y tus células descansan, se reparan y recargan.

Piensa en tu cuerpo como un teléfono celular.

Durante el día mientras se usa el teléfono, la batería se agota.

Para seguir usando el teléfono, debe recargarse durante un período de tiempo.

Lo mismo pasa con tu cuerpo.

Para mantenerse sano y tener energía, debe pasar tiempo cada noche recargando.

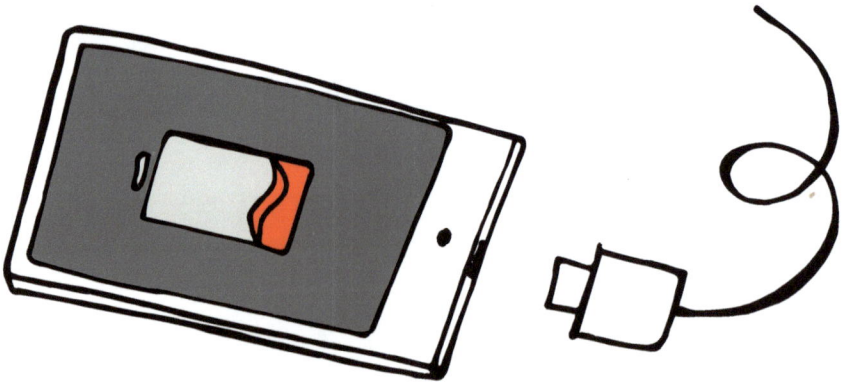

Sabías que...
¿Tu cuerpo está trabajando duro mientras duermes? Todas las noches tu hígado procesa toda la sangre en tu cuerpo y la limpia. Si no estás durmiendo durante este proceso, tu hígado no puede hacer su trabajo correctamente.

Los niños también están estresados…

Estar estresado todo el tiempo también puede hacer que tu cuerpo se enferme.

Es común que los adultos estén estresados, pero tengo amigos de mi edad que están estresados todo el tiempo.

Se preocupan por su vida hogareña, la escuela, las actividades después de la escuela, las amistades y la presión ejercida por amigos para hacer cosas

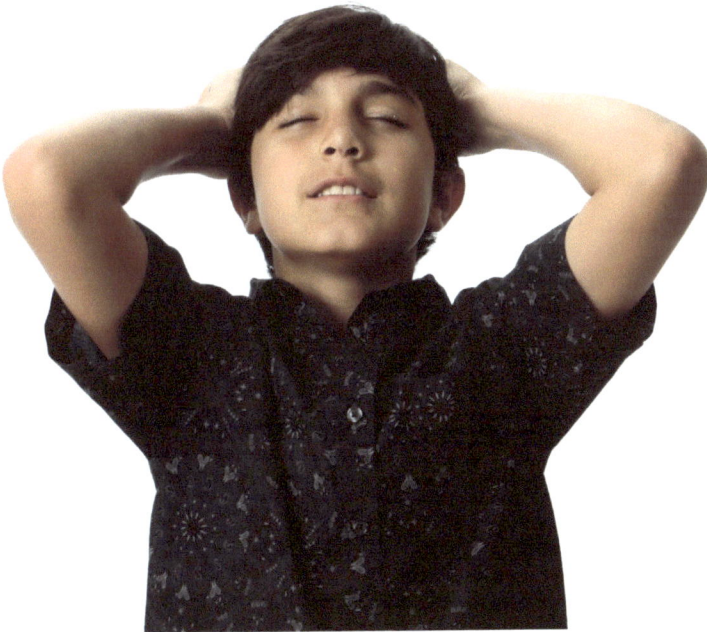

Estamos tan preocupados por las presiones que sentimos en el exterior, que no nos damos cuenta de que la presión del estrés nos afecta el interior del cuerpo.

Ahora hablemos de movimiento.

Estoy seguro que tú sabes que la mayoría de los niños en estos días están pasando mucho tiempo viendo la televisión, estando en la computadora, jugando videojuegos y jugando en nuestras tabletas y teléfonos celulares.

Este tipo de actividades han reemplazado el hecho estar activo afuera y jugar deportes, lo que a mis Mamás les gusta llamar moviendo tu cuerpo.

No solo no desarrollamos músculos fuertes al no movernos, no podemos deshacernos fácilmente de los desechos (toxinas).

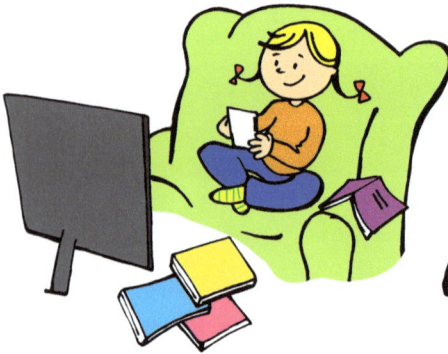

Energía /Nivel de vida   Energía /Nivel de vida

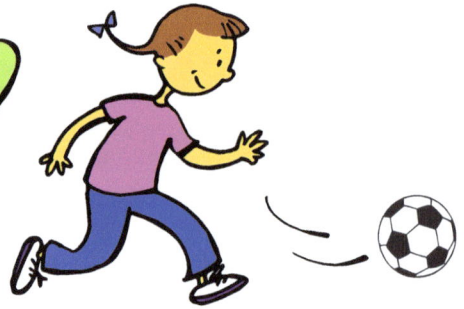

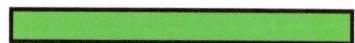

Sabías que...
¿Nuestro sistema linfático (un sistema en tu cuerpo que ayuda a limpiar toxinas) solo se mueve cuando te mueves? Si este sistema no funciona, puedes enfermarte.

¡Guauu!

Eso fue mucha información.

Ahora ya sabes por qué hay
tantos adultos y niños enfermos
y con sobrepeso en los Estados
Unidos.

Y si no están enfermos y con sobrepeso
ahora, probablemente lo harán pronto si
continúan viviendo de esta manera.

Hubo un estudio realizado por la
Asociación Médica Estadounidense
en 2012 que decía que somos la primera
generación de niños que no vivirán más allá de
nuestros padres.

No sé ustedes, pero esto me pone triste y
enojado al mismo tiempo.

Esto no es correcto y debe cambiarse ... ¿estás
conmigo?

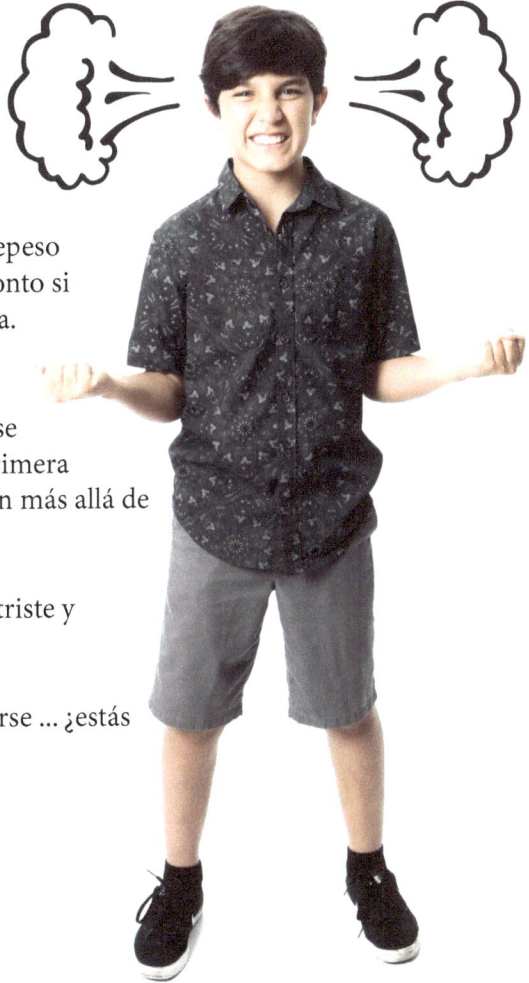

Quiero que sepas que como generación podemos cambiar el mundo.

¡Somos el futuro!

Podemos decidir que ya no queremos estar enfermos ni tener sobrepeso.

No queremos seguir tomando medicinas.

No queremos que nuestros padres o familiares se enfermen más.

¡Pasemos el resto del libro hablando de cómo vamos a mejorar el mundo!

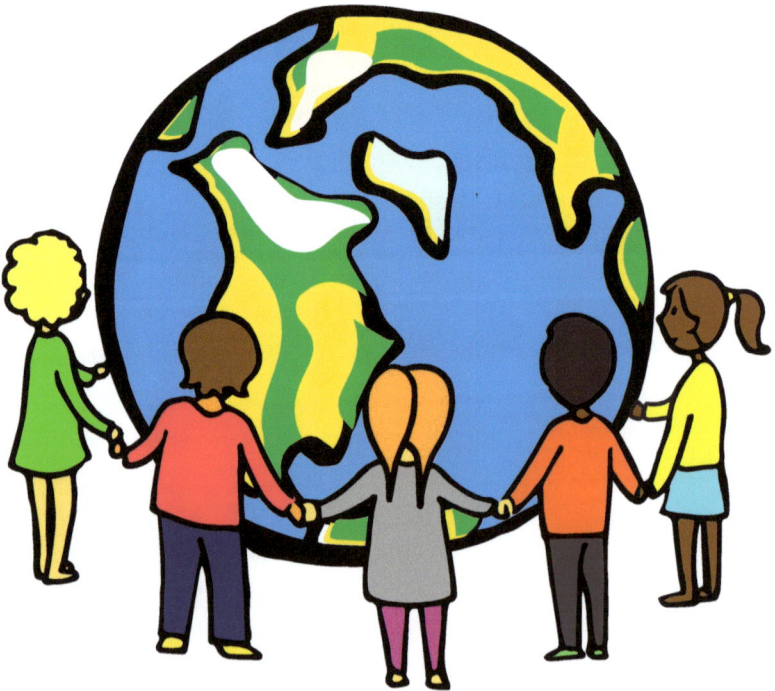

Para comenzar, esto es lo que necesitas aprender ...

Alimentos saludables para comer

Bebidas saludables para beber

Cómo digerir mejor tu comida

Cómo deshacerte de los residuos (toxinas) mejor

Cómo descansar mejor

Cómo estresarte menos

Cómo moverte más

Cómo unirse a una generación que está cambiando el mundo

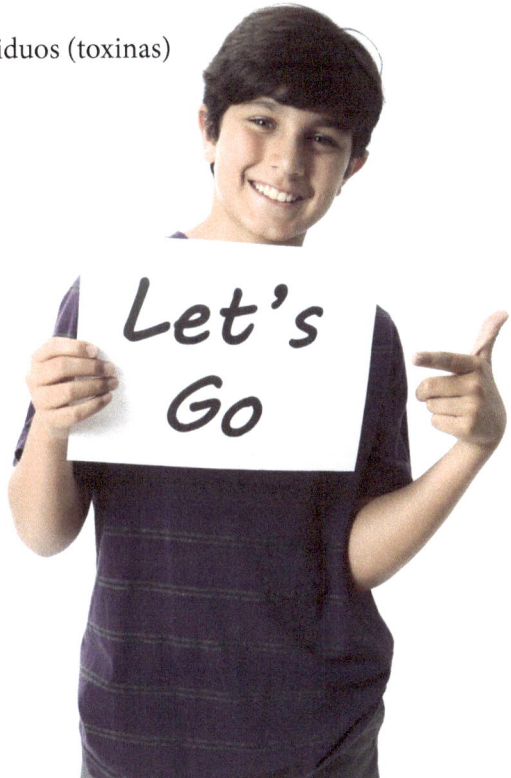

Let's Go

La mejor manera de enseñarte sobre alimentos saludables es dividir lo malo y lo bueno entre los grupos de alimentos.

En esta página verás una lista de alimentos no tan buenos y en la página siguiente verá una lista de alimentos mucho más saludables.

La Lista Sucia

Proteínas: pollo, pavo, carne (hamburguesas, perros calientes, filetes, costillas), cerdo (tocino, salchicha, jamón), carne de almuerzo, pescado criado en granja, mantequilla de maní, huevos

Carbohidratos / Granos: Arroz blanco, pasta blanca/de trigo, pan blanco/de trigo (pizza), galletas, papas fritas, tortillas de harina, avena, gofres, panqueques, rosquillas, magdalenas, cereales en caja

Verduras: lechuga iceberg, papas blancas/rojas, maíz, champiñones, verduras enlatadas o congeladas

Frutas: fruta seca, en escabeche o enlatada, aperitivos de fruta procesada, tazas de fruta

Productos lácteos: leche de vaca, queso, yogurt, cremas, crema agria, queso crema, helado

Grasas: aceite vegetal, aceite de canola, mantequilla de leche de vaca, aderezos para ensaladas, papas fritas, alimentos fritos

Azúcares: pasteles, donas, galletas, chocolates, dulces, jarabes, jalea, azúcares artificiales (aspartamo, Sweet-n-low, Equal, Splenda)

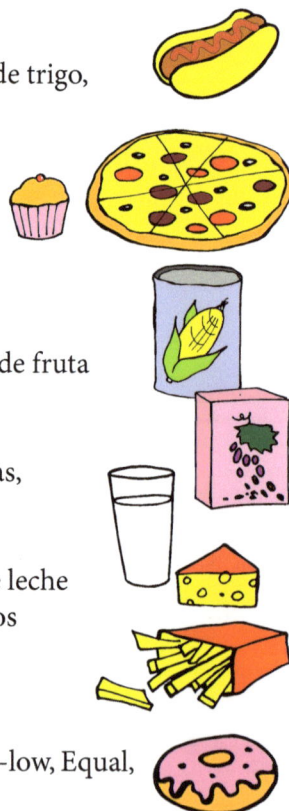

Puedes estar pensando en lo que queda para comer. Te diré, lo que queda por comer son - ¡ALIMENTOS REALES!

¡Y está tan buenos! ¡Te reto a que lo intentes!

La Lista Limpia

Proteínas: pollo, carne de res y cerdo alimentados con pasto, libres de hormonas y antibióticos, pescado capturado en libertad (salmón, mahi, bacalao, lubina, atún, camarón), hamburguesas vegetarianas, empanadas de soja, tofu, tempeh, hummus, frijoles (riñón, negro, garbanzo, lentejas, pinto, rojo, soja, marina, norte grande), Mantequilla (almendra, anacardo, avellana, girasol), Quinoa, Semillas de cáñamo, Semillas de Chia, Verduras verdes (obtienes muchas proteínas comiendo verdes)

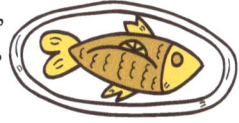

Carbohidratos/Granos: arroz integral, arroz salvaje, arroz jazmín, quinoa, espelta, pasta de arroz integral, pasta de quinoa, fideos de arroz, fideos de trigo sarraceno, pan Ezekiel, tortillas de maíz, panqueques de trigo sarraceno

Verduras: lechugas (hoja roja, hoja verde, romana, espinaca, rúcula, col rizada, verduras mixtas), papas dulces, camote, papas moradas, verduras frescas como alcachofas, espárragos, remolachas, pimientos, bok choy, brócoli, coles de Bruselas, col, zanahorias, coliflor, apio, col rizada/mostaza, pepino, escarola, ajo, judías verdes, puerros, okra, rábano, ruibarbo, colinabo, espinacas, coles, acelga, tomate, nabo, calabacín

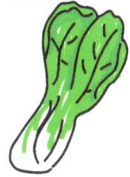

Frutas: cualquier fruta fresca, pero no comas demasiado si estás tratando de perder peso

Productos lácteos: leche de almendras, leche de soja, leche de arroz, leche de cáñamo, leche de coco, y considere comprar queso, mantequilla y helado de estas mismas leches

Grasas: aceite de oliva, aceite de aguacate, aceite de linaza, aceite de semilla de uva, aceite de cáñamo, aceite de girasol (los aceites siempre deben consumirse crudos nunca cocinados), aguacates, pescado, nueces crudas y semillas (nueces, almendras, pacanas, semillas de calabaza, semillas de girasol)Azúcares: Stevia, miel cruda, jarabe de arce grado B, azúcar de palma de coco, néctar de coco, néctar de agave, en nuestra casa usamos fruta fresca como nuestra forma de azúcar

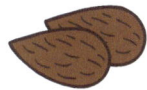

Esta es nuestra versión de la pirámide de alimentos saludables.

Así es como funciona ... en la parte inferior es lo que quieres comer todo el tiempo y en la parte superior es lo que quieres comer menos.

Necesitamos comer carbohidratos porque son nuestra principal fuente de combustible. Los carbohidratos son utilizados por el cuerpo para obtener energía.

Necesitamos comer grasas para distribuir la energía del cuerpo y apoyar el crecimiento celular. También ayudan a proteger nuestros órganos y ayudan a mantener el cuerpo caliente.

Necesitamos comer proteínas porque es el componente principal del cuerpo: necesitamos proteínas para formar músculos, tendones, órganos y piel.

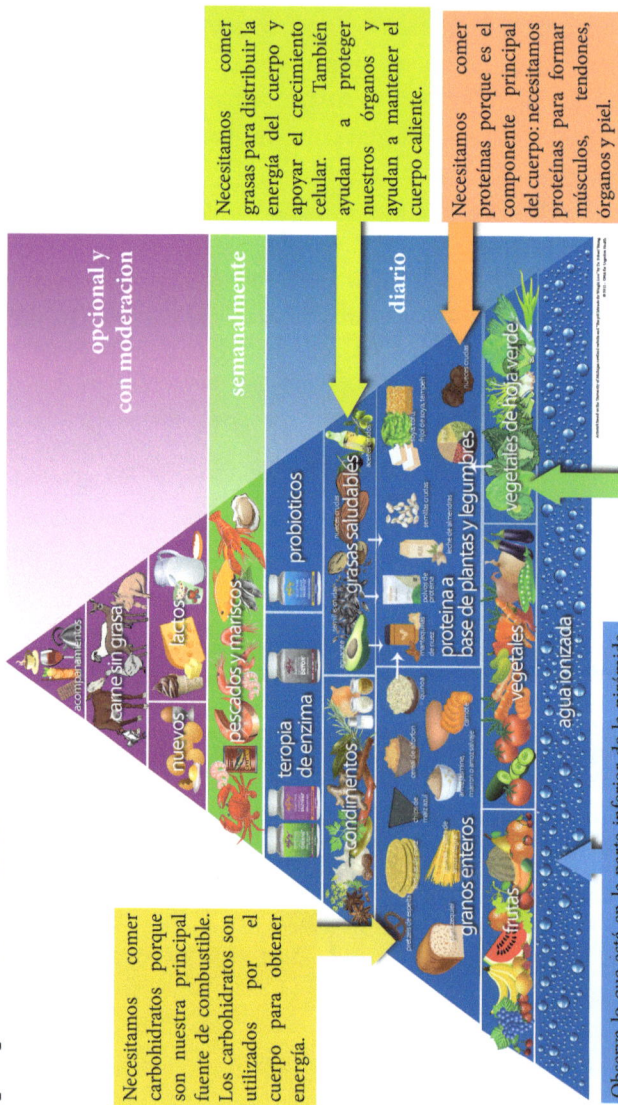

opcional y con moderación

semanalmente

diario

acompañantes

carne sin grasa

lacteos

huevos

pescados y mariscos

probioticos

terapia de enzima

grasas saludables

condimentos

proteina a base de plantas y legumbres

vegetales de hoja verde

granos enteros

vegetales

frutas

agua ionizada

Observa lo que está en la parte inferior de la pirámide, ¡AGUA! Eso es lo que vamos a tratar a continuación.

Los verdes tienen más nutrición por caloría que cualquier otro alimento; están repletos de todas las vitaminas y minerales que el cuerpo necesita para funcionar correctamente. Si no te gusta comer verduras, debes considerar complementarlas. Nuestros Gastro Greens son una gran fuente de vitaminas y minerales a base de plantas reales.

26

¿Por qué crees que el agua estaba en el fondo de la pirámide alimenticia?

Tu cuerpo tiene aproximadamente 80% de agua.

Tienes agua en tu sangre, huesos, células, ojos, cerebro, entiendes la idea.

De hecho, somos 80% de agua salada.

Si alguna vez has probado tu sudor o tus lágrimas, sabes que son salados.

Todos los días pierdes agua con sal, cuando sudas, hablas, cuando orinas.

Para tener un cuerpo sano debes reemplazar el agua salada que estás perdiendo cada día.

Sin embargo, parece que nos hidratamos con todo menos agua (especialmente bebidas azucaradas y con cafeína) como las siguiente:

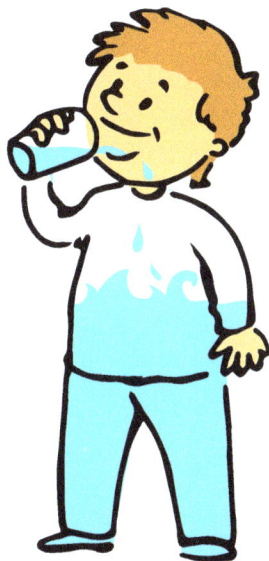

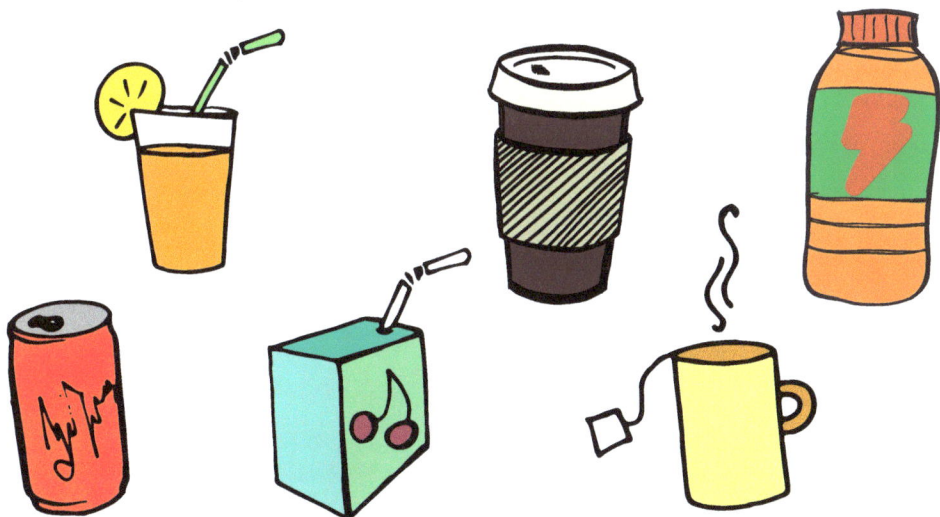

Lo único que hidrata el cuerpo es el agua.

Y si quieres tomar agua salada debes beber tus electrolitos.

Los electrolitos son absolutamente necesarios en tu cuerpo para enviar mensajes entre sus células para que puedan trabajar entre sí de manera adecuada.

Los electrolitos se pueden encontrar en bebidas deportivas como Gatorade y Powerade; sin embargo, esas bebidas también tienen mucha azúcar en ellas.

Ya sabemos que el azúcar es como veneno en el cuerpo.

Entonces, en lugar de bebidas deportivas, intenta poner Super Salts en tu agua.

Aquí es cómo la forma en cómo puedes encontrar la cantidad de agua necesaria para hidratar tu cuerpo adecuadamente...

1. Averigua cuánto pesas.
2. Divide ese número por la mitad.
3. Ese el mínimo de agua en onzas que debes beber cada día.
4. Por cada 12 onzas de agua que bebas debes agregar 1/2 cucharadita de Super Salts™.

Déjame mostrarte mis números...

Yo peso 80 libras. Divide eso por la mitad y tiene 40 libras. Eso significa que deberías beber 40 onzas de agua por día. Tengo una botella de agua de 26 onzas que uso todos los días, lo que significa que debería beber aproximadamente 2 botellas de agua al día con 1 cucharadita de sales en cada botella de agua.

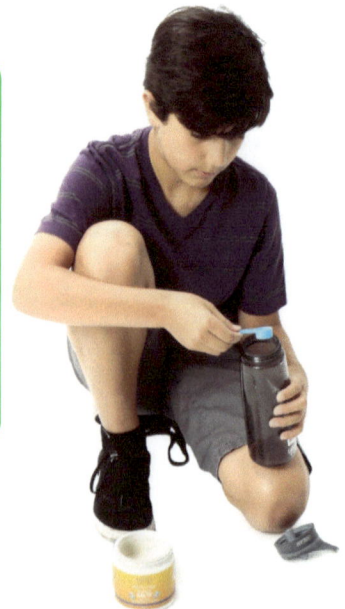

La mejor manera de mantener tu cuerpo sano es comer alimentos "enteros" y beber agua pura, pero algunos niños tienen muchos problemas para digerir sus alimentos, incluso si comen y beben más sanos.

Las cosas que los niños pueden experimentar son estreñimiento (donde no haces popó todos los días), dolor de estómago, gases, hinchazón, regurgitación, reflujo, náuseas y vómitos.

Si tienes alguno de estos problemas, deberías considerar tomar enzimas y probióticos.

Esta es una pequeña lección sobre cómo se digiere la comida...

Cuando comes, la comida va a tu estómago como un alimento sólido.

Tu cuerpo, no puede usar alimentos en forma sólida, tiene que descomponerlos a líquido.

Eso significa que cuando comes, tu cuerpo tiene que trabajar.

Tiene que hacer enzimas y ácido para romper tus alimentos correctamente.

Una vez que la comida se licua se mueve al intestino delgado y es ahí donde se absorbe en el cuerpo.

Así es como alimentamos nuestro cuerpo y nuestras células.

Cuando no estás comiendo una buena dieta nutritiva, es difícil para tu cuerpo producir las enzimas que necesita.

Entonces cuando comes el ácido se hace, pero no las enzimas.

Para solucionar este problema, puedes comenzar comiendo saludablemente para ver si eso resuelve el problema.

Si no, intenta tomar enzimas digestivas cada vez que comas.

Las enzimas ayudarán a descomponer los alimentos, por lo que pueden avanzar correctamente con la esperanza de aliviar los problemas digestivos.

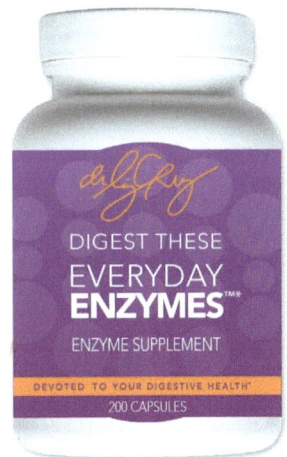

Otra gran cosa para considerar son los probióticos.

Los probióticos son buenas bacterias saludables (insectos).

Tú tienes trillones de bacterias (bichos) que viven en tu intestino.

Una de las funciones de la bacteria es mantener el intestino saludable.

Tu intestino juega un papel muy importante para mantener el cuerpo saludable.

De hecho, aproximadamente el 80% de tu sistema inmune está en su intestino.

Se supone que tenemos más bacterias buenas en el intestino que malas bacterias.

Este equilibrio de bacterias puede ser desechado por los alimentos que ingerimos, el estrés, los antibióticos y otros medicamentos.

Si hay demasiadas bacterias malas y no suficientes bacterias buenas, puedes tener síntomas como gases, hinchazón, diarrea, estreñimiento y dolor de estómago.

Al tomar un probiótico saludable todos los días e inundar tu intestino con bacterias saludables (insectos), puedes restablecer el intestino y eliminar los síntomas.

Sabías que...
¿Todas nuestras cápsulas se pueden desarmar y el polvo se puede poner en comida o en agua? Esto hace que sea muy fácil para los niños de todas las edades beneficiarse de ellos.

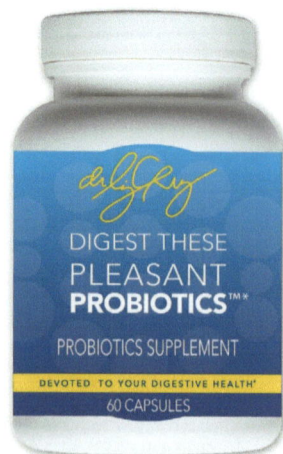

DIGEST THESE
PLEASANT
PROBIOTICS™®

PROBIOTICS SUPPLEMENT

DEVOTED TO YOUR DIGESTIVE HEALTH*
60 CAPSULES

Ahora profundicemos en deshacernos de todos los desechos (toxinas) que se acumularon en el cuerpo.

Hay algunas cosas bastante simples que puedes hacer para limpiar tu cuerpo.

1. Bebe mucha agua

2. Come mucha sopa

3. Bebe muchos batidos

4. Si no haces popó, considera tomar nuestros Everyday

   Enzymes y Pleasants Probiotics

5. Moverte al punto de sudar

6. Considera tomar nuestro Delicate Detox™

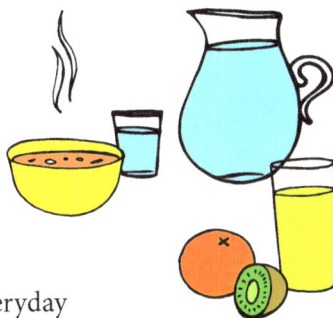

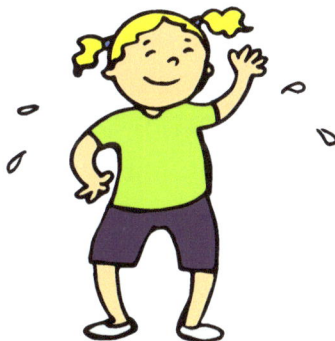

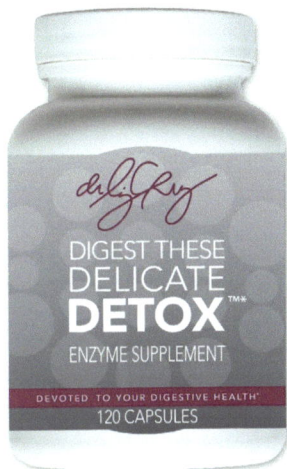

El Delicate Detox es una forma segura y suave de limpiar los desechos (toxinas) en tu cuerpo.

A continuación, el estrés.

Lamentablemente, no puedo enseñarte a quitarte el estrés.

El estrés es una parte natural de la vida.

¿Qué tal si te muestro algo realmente maravilloso para manejar tu estrés?

Con dos hermanas menores he tenido que usar estas técnicas muchas veces.

1.   **Vete a un lugar tranquilo** y siéntate y relaja tu cuerpo y mente.

2.   **Practica la respiración profunda:** inhala profundamente, detén el aire durante 10 segundos y luego suéltalo lentamente. Haz esto por lo menos un minuto o dos a la vez.

3.   **Trata de no pensar o preocuparte por cosas que aún no han sucedido.** Una de mis citas favoritas es de Mark Twain - "He tenido muchas preocupaciones en mi vida, la mayoría de las cuales nunca sucedieron".

4.   **Hacer un diario** es una excelente manera de liberar su estrés y ansiedad: sácalo de la cabeza y ponlo en papel.

5.   **Tómate tu tiempo para orar:** creas en Dios o en algún otro ser superior, solo debes saber que no importa lo que estés pasando, todo estará bien. Ten esperanza de que tú puedes superar cualquier cosa.

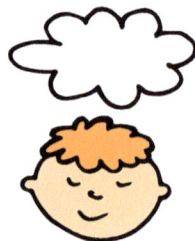

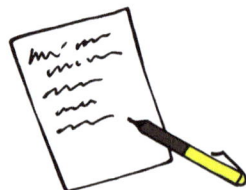

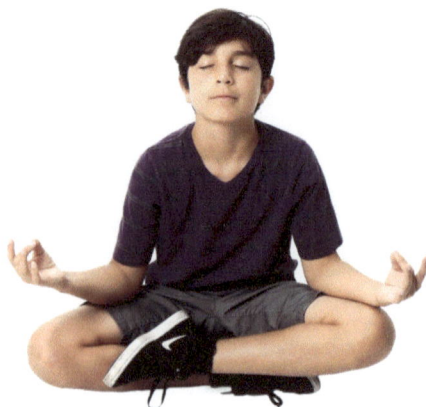

Es hora de hablar sobre las 8 horas más importantes de tu día.

Dependiendo de tu edad, es posible que necesites un poco más, pero todos necesitamos descansar y, como niños, deberíamos obtener al menos 8 horas por noche.

Aquí hay algunos consejos simples para hacer que esas 8 horas cuenten.

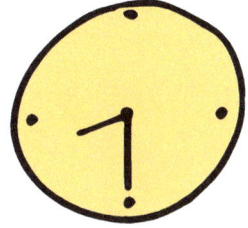

- Intenta acostarte antes de las 9 p.m.

- Duerme en una habitación silenciosa y oscura.

- Trata de mantener tu cama como un lugar para

    dormir solamente: no veas la televisión ni juegues

    en la cama.

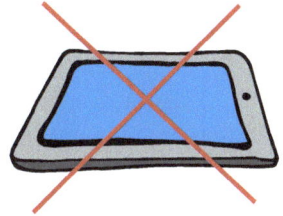

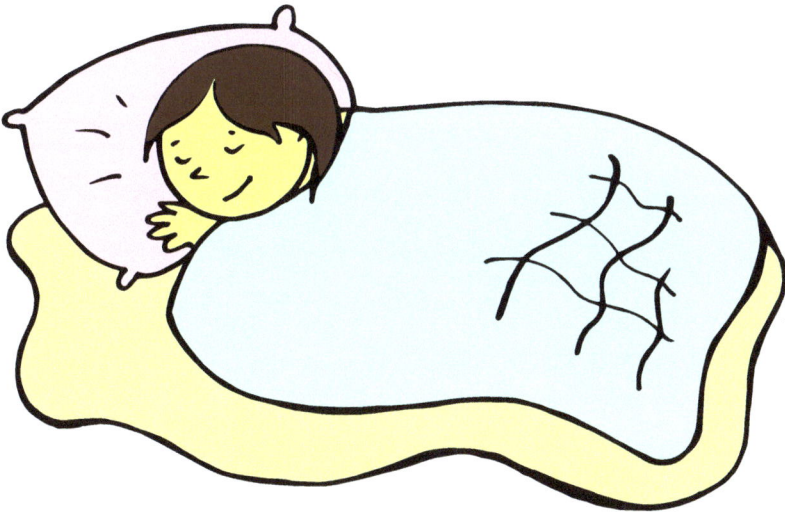

La lección final, cómo mover tu cuerpo.

Si eres un niño activo y mueves tu cuerpo ahora, te animo a que lo sigas haciendo.

Haz lo que puedas para pasar más tiempo activo que sentado frente a una pantalla.

Si no haz movido tu cuerpo en un tiempo, hay algunas cosas simples que puedes hacer para ponerte en marcha.

1. Diles a tus padres que escondan tu tableta, teléfono, controles remotos de TV, controladores de videojuegos, etc.

2. Pasa el tiempo buscándolos: esto te pone en movimiento.

3. Cuando te rindas, ve afuera y juega.

¡Es una broma!

Pero al menos deberías considerar establecer límites de tiempo frente a tus pantallas favoritas, por ejemplo, 30 minutos por día.

Ten un plan para ti mismo sobre lo que harás con el resto de tu tiempo.

Por ejemplo, salir y jugar, unirte a un deporte, andar en bicicleta, ir al parque de patinaje, pasear a tu perro, etc.

Tu objetivo debe ser mover el cuerpo durante al menos 30 minutos por día.

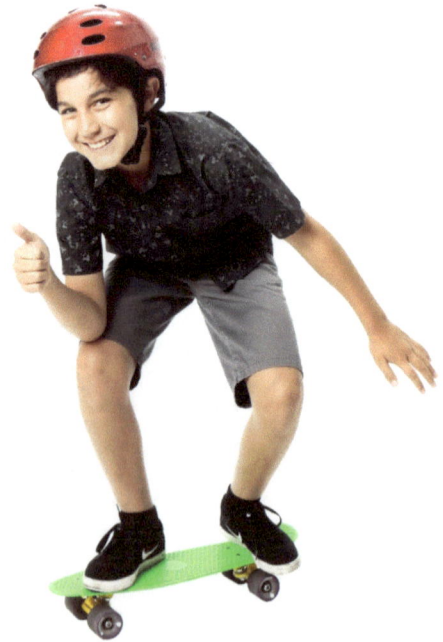

Espero que hayas aprendido mucho de este libro.

Sé que es mucho para "digerir", ¿le entendiste?

Pero es información que puede cambiar tu vida para bien.

Lee el libro una y otra vez y úsalo como recurso diario.

Si tienes que hacer muchos cambios, hazlos lentamente.

Elije una o dos cosas en las que puedas trabajar y luego agrega lentamente cosas para mejorar constantemente tu salud y tu cuerpo.

Mis Madres tardaron dos años en cambiar lo que estamos comiendo.

No hay prisa, solo debes saber que te estás moviendo hacia un objetivo.

Usa este espacio a continuación para anotar tus 5 objetivos principales para estar más saludable:

1. ---

   ----

2. ---

   ----

3. ---

   ----

4. ---

   ----

5. ---

Todos los días debes hacer un esfuerzo para tomar decisiones saludables.

Es un trayecto continuo.

Si sientes que necesitas más apoyo y orientación, me encantaría que te unas a mí en:

<u>generationkai.com</u>

Con una membresía mensual simple, ¡puedes conectarte y aprender a cambiar el mundo!

¡Y no te olvides de suscribirte a mi canal de YouTube también!

<u>generationkai.com/youtube</u>

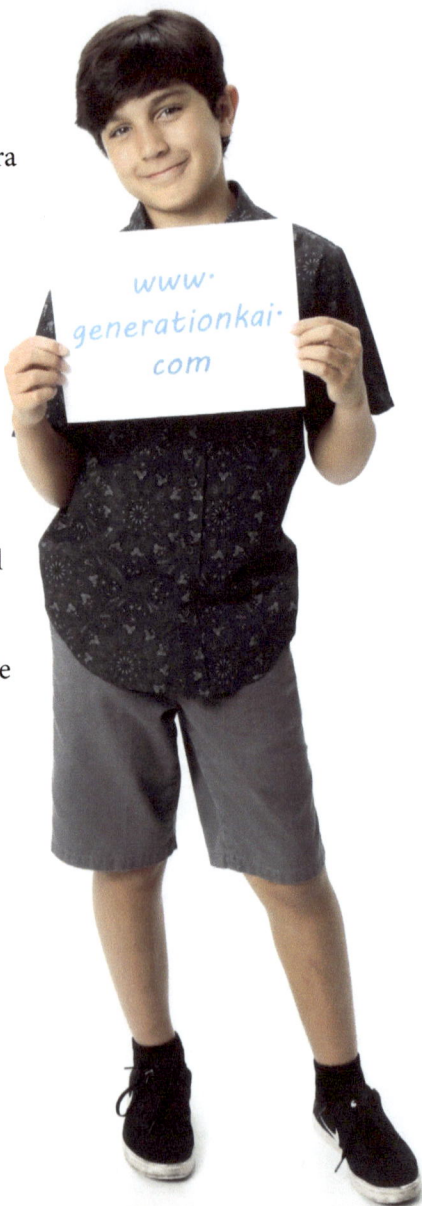

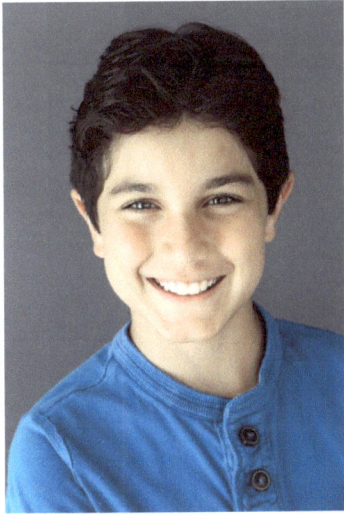

Kai Noah Anthony Nunziato-Cruz nació en 2006 y tenía 10 años cuando trabajó con sus Madres en este libro.

Le encanta comer y beber saludablemente y le encanta mantenerse activo.

Siempre ha sido difícil mantenerse al día con él. :)

Además de ir a la escuela, algunas de las formas en que se mantiene ocupado incluyen deportes como el fútbol, el fútbol americano y el baloncesto.

Le encanta tocar instrumentos musicales como la batería, el piano y las campanas (xilófono).

Él es extremadamente activo en el mundo del teatro y presenta espectáculos en teatros juveniles en el área.

Le encanta cantar, bailar y actuar.

Él también es parte de un grupo de actuación llamado Confetti.

Le encantan las volteretas (volteretas frontales y posteriores) y le entusiasma aprender el entrenamiento parkour - que se enfoca en moverse de un punto a otro en un entorno complejo al correr, escalar, columpiarse, saltar y rodar.

Cuando no está ocupado con todo eso, le encanta leer libros de Big Nate y Diary of a Wimpy Kid, jugar Legos (sobre todo Legos), jugar a Super Mario Brothers en su Wii y ver películas.

Cuando no hace demasiado calor en Phoenix, también le encanta jugar afuera con sus hermanas.

Les encanta andar en bicicleta, monopatines, patinetas y patina hacia arriba y hacia abajo de su cuadra.

Él espera que este libro te ayude a aprender más sobre tu cuerpo y te ayude a tomar mejores decisiones para ti todos los días.

¡Él quiere que recuerdes vivir con un propósito, no por accidente!

¡Y que te divertas siendo un niño feliz y saludable!

Gastro Greens™

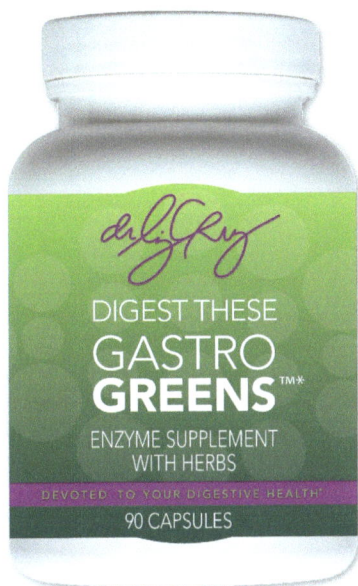

Se requiere una variedad de vitaminas, minerales y otros nutrientes esenciales para alimentar tu cuerpo a nivel celular.

La falta de nutrición debido a un estilo de vida estresante, hábitos alimenticios deficientes o sensibilidades a los alimentos puede resultar en baja energía, fuerza y resistencia.

Este producto vegetal puro con todos los complejos naturales de fitonutrientes no es una "mega dosis" de un solo nutriente, sino más bien un equilibrio saludable de nutrientes que se encuentran en la naturaleza.

Encuentra más en www. drlizcruz.com/products

Everyday Enzymes™

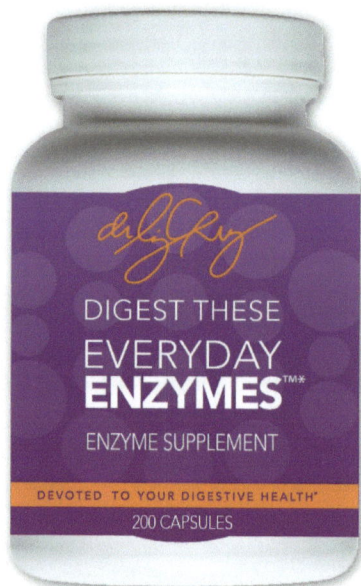

Suplemento enzimático diseñado para ayudar al cuerpo en la máxima digestión de nutrientes, producción de energía y apoyo del sistema inmunológico.

Admite la digestión de carbohidratos, proteínas y grasas.

Excelente para quienes tienen un intestino sensible y experimentan malestar gastrointestinal.

Encuentra más en www. drlizcruz.com/products

Pleasant Probiotics™

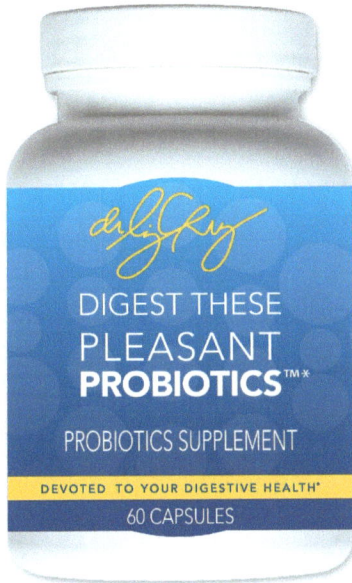

Un suplemento probiótico integral diseñado para ayudar a promover la salud del sistema gastrointestinal, ayudar con la regularidad y apoyar un sistema inmune saludable.

Esta bacteria viva también actúa como un agente de equilibrio para bacterias no amigables localizadas en el tracto GI.

Encuentra más en www. drlizcruz.com/products

Delicate Detox™

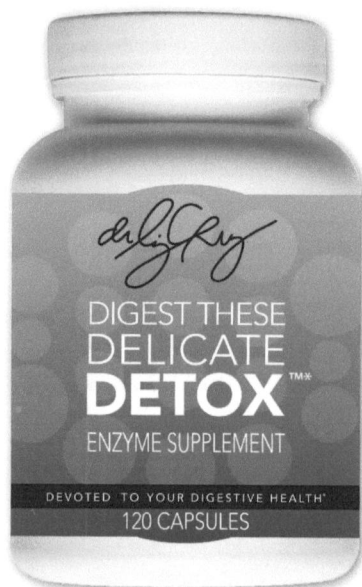

Esta es una fórmula suave para aquellos que son sensibles a la desintoxicación.

Este producto ayudará a mantener un flujo sanguíneo óptimo, funciones inmunes y eliminación de toxicidad.

Encuentra más en www. drlizcruz.com/products

Super Salts™

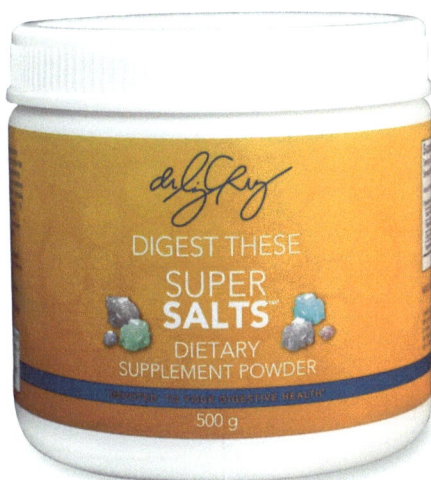

Super Salts es el "mas remoto" antioxidante, antibacteriano, antifúngico, antiinflamatorio, anticancerígeno y antienvejecimiento en sales.

Contiene las cuatro sales clave que se componen en el cuerpo, lo que permite al cuerpo reponer exactamente lo que está perdiendo a diario.

Específicamente, pueden ayudar en la reducción de la acidez metabólica y dietética ayudando a mantener el diseño alcalino del cuerpo.

Encuentra más en www. drlizcruz.com/products

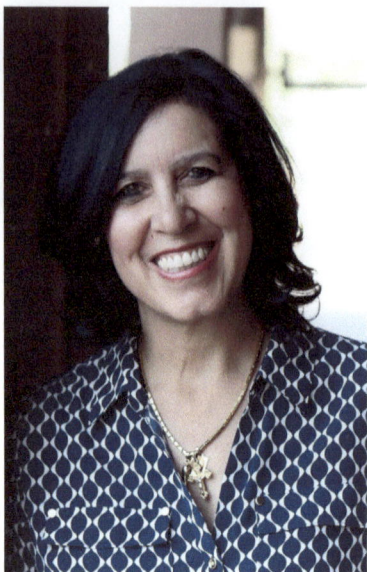

La Dra. Cruz se graduó de la universidad en 1988 con una Licenciatura en Tecnología Médica.

Antes de la Escuela de Medicina, enseñó inglés durante un año en Bangkok, Tailandia.

En 1989, la Dra. Cruz comenzó su carrera formal en medicina asistiendo a la Facultad de Medicina de la Universidad de Loma Linda en California.

Durante la escuela de medicina, la Dra. Cruz formó parte de un equipo médico de estudiantes / personal, que proporcionó ayuda a los nativos a lo largo del río Amazonas.

Se graduó de la escuela de medicina en 1993 y luego pasó a realizar su internado de Medicina Interna bajo los auspicios de la Marina de los EE. UU. En el Hospital Naval de Oakland, California.

Tras el cierre del Hospital Naval de Oakland, la Dra. Cruz transfirió y completó su residencia en medicina interna en la Universidad de California, San Francisco.

En 1996, fue enviada a Guam para cumplir su compromiso con la Marina de los Estados Unidos.

Mientras estuvo en Guam, se desempeñó como internista del personal en el Hospital Naval de EE. UU.

Durante sus años de servicio activo en la Marina, recibió la Medalla de Mención de Unidad Meritoria, así como la Medalla de Servicio Humanitario y la Medalla de Defensa Nacional por su servicio durante la Operación Tormenta del Desierto.

Durante sus últimos dos años en Guam, ella era la jefa de la División de Medicina Interna en el Hospital Naval de los Estados Unidos.

En el 2000, regresó a la Universidad de California, San Francisco, donde completó su formación en Gastroenterología (GI).

En el 2004, la Dra. Cruz se trasladó a Arizona para unirse a la Clínica Médica de Arizona en Peoria realizando toda la gama de gastroenterología general, incluidos los procedimientos endoscópicos y la hepatología.

En enero de 2007, ella abrió las puertas a su propio consultorio, Dr. Liz Cruz Partners in Digestive Health en Phoenix, Arizona.

En el 2010, la Dra. Cruz junto con su compañera de vida, Tina Nunziato, comenzaron a ofrecer el Programa de Bienestar Dr. Liz Cruz para educar a los pacientes sobre las mismas cosas que estaban causando sus problemas digestivos.

Después de ayudar a cientos de pacientes a mejorar y en algunos casos eliminar sus problemas digestivos a través de la desintoxicación, la restauración digestiva, la nutrición y la hidratación adecuada, la Dra. Cruz decidió lanzar sus productos y servicios en línea.

Su programa de 3 pasos "DNA for Digestive Health" y la comunidad en línea www. DigestiveRevolution.com que ella creó están cambiando la salud digestiva de las personas para siempre.

Se puede encontrar más información sobre sus productos y servicios en www. drlizcruz.com y en su podcast "Digest This" en www.digestthispodcast.com.

La Dra. Cruz nació en Los Ángeles, California y se crió en Orlando, Florida. Habla español con fluidez y disfruta de su familia, sus viajes, su música jazz y su fotografía.

La Dra. Cruz es Diplomado de la Junta Estadounidense de Medicina Interna y de la Junta Estadounidense de Gastroenterología.

Es miembro del Colegio Estadounidense de Gastroenterología y de la Sociedad Estadounidense de Endoscopia Gastrointestinal.

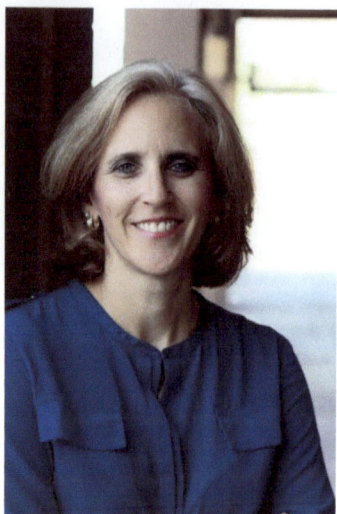

Tina Nunziato se graduó del Programa de Honores de la Universidad de Negocios de la Universidad Estatal de Arizona en 1996 con una Licenciatura en Ciencias en Mercadotecnia.

Mientras asistía a ASU, ella estuvo muy activa en el Colegio de Negocios y en la Asociación de Residencias.

Como Coordinadora de Mercadotecnia del Programa de Honores de la Facultad de Negocios, la Sra. Nunziato trabajó durante cuatro años creando programas para estudiantes de Honores que aún existen en la actualidad.

Como presidenta de la Asociación de Residencias Estudiantiles, la Sra. Nunziato trabajó con otras organizaciones estudiantiles para mejorar la vida de todos los residentes del campus escolar.

Después de su graduación, la Sra. Nunziato obtuvo su primer trabajo como Analista de Mercadotecnia, donde trabajó en diversas iniciativas de nuevos productos y empresas conjuntas.

Además, la Sra. Nunziato también fue responsable de la gestión de proyectos producidos por los estudiantes de la Escuela de Gerencia de Posgrado Thunderbird.

A fines de 1999, durante la expansión del punto-com, la Sra. Nunziato se mudó a San Francisco para comenzar una compañía de software basada en la web con un colega graduado de la Universidad de Negocios de la Universidad Estatal de Arizona.

Centrada en el mercado de parques y recreación, la compañía pasó por muchas iteraciones de estrategia antes de encontrar su propósito.

En su rol como directora de operaciones y eventualmente directora ejecutiva, la Sra. Nunziato experimentó todas las facetas de los negocios, desde la obtención de capital y diseño de productos hasta la venta, la capacitación y el apoyo a los clientes.

En mayo de 2003, después de vender su empresa a uno de los competidores de la industria, la Sra. Nunziato regresó a sus raíces en Arizona.

Después de reconstruir su red y consultar a varias compañías para determinar su siguiente paso, ella aceptó un puesto en la Corporación Carefx, una compañía de software de atención médica en Scottsdale.

Como Directora de Mercadotecnia, la Sra. Nunziato fue responsable de todas las iniciativas de mercadotecnia, incluida la mensajería corporativa y de productos, el desarrollo de la herramienta ventas, la gestión de la planificación estratégica y todas las iniciativas impresas, web y ferias comerciales. La Sra. Nunziato renunció a Carefx en 2006 para continuar con Consultar TNT con su padre.

En 2007, la Sra. Nunziato decidió probar suerte en medicina cuando creo Dr. Liz Cruz Partners in Digestive Health con su compañera de vida y comercial, la Dra. Elizabeth Cruz.

Además de tener un consultorio exitoso de Gastroenterología, la Sra. Nunziato y la Dra. Cruz llevaron la medicina un paso más allá al ofrecer un programa de bienestar a través de su oficina.

En conjunto con y para apoyar este negocio, la Sra. Nunziato regresó a la escuela para recibir su Certificado de Nutrición Holística en 2010.

Desde entonces, ambos negocios han estado creciendo a medida que continúan sanando pacientes año tras año de enfermedades digestivas, lentitud y aumento de peso.

En 2016, la Universidad Estatal de Arizona reconoció a la Sra. Nunziato como receptora del Sun Devil 100. Los Premios Sun Devil 100 celebran los logros de las empresas que son propiedad de un Sun Devil y dirigidas por un Sun Devil en todo el país.